BEI GRIN MACHT SICH IHR
WISSEN BEZAHLT

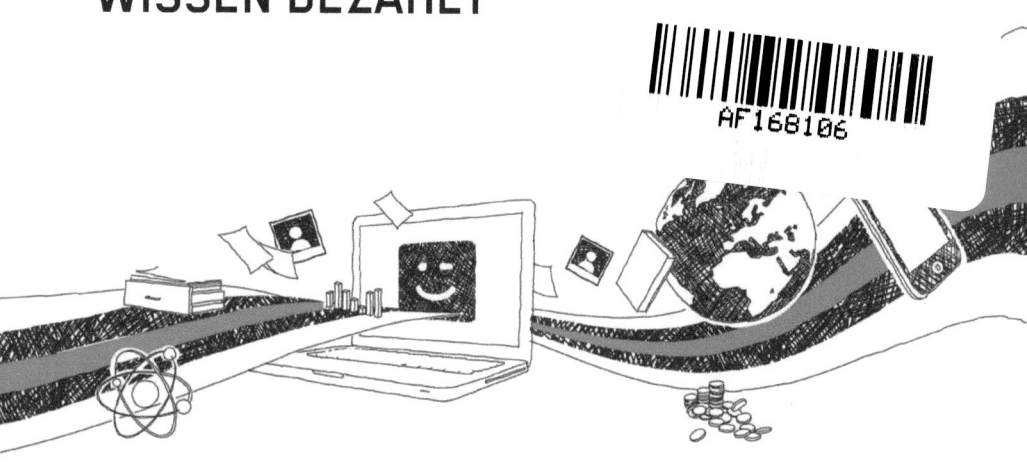

- Wir veröffentlichen Ihre Hausarbeit,
  Bachelor- und Masterarbeit

- Ihr eigenes eBook und Buch -
  weltweit in allen wichtigen Shops

- Verdienen Sie an jedem Verkauf

Jetzt bei www.GRIN.com hochladen
und kostenlos publizieren

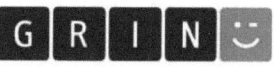

Überleitung eines prolongierten Weaning-Patienten aus einer Weaningklinik in die häusliche 24-Stunden-Versorgung

Linda Bödefeld

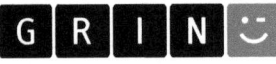

Bibliografische Information der Deutschen Nationalbibliothek:

Die Deutsche Nationalbibliothek verzeichnet diese Publikation in der Deutschen Nationalbibliografie; detaillierte bibliografische Daten sind im Internet über http://dnb.d-nb.de abrufbar.

ISBN: 9783346509154
Dieses Buch ist auch als E-Book erhältlich.

Druck und Bindung: Books on Demand GmbH, Norderstedt Germany
Gedruckt auf säurefreiem Papier aus verantwortungsvollen Quellen

Das vorliegende Werk wurde sorgfältig erarbeitet. Dennoch übernehmen Autoren und Verlag für die Richtigkeit von Angaben, Hinweisen, Links und Ratschlägen sowie eventuelle Druckfehler keine Haftung.

Das Buch bei GRIN: https://www.grin.com/document/1134873

FOM Hochschule für Oekonomie & Management

Standort Köln

Hausarbeit

Fachbereich Gesundheit und Soziales

Studiengang: Gesundheitspsychologie und Medizinpädagogik

Bachelor of Arts

Überleitung eines 65-jährigen prolongierten Weaning Patienten aus einer Weaningklinik in die häusliche 24-Stunden Versorgung durch das Case Management

Fach: Case Management im Gesundheits- & Sozialwesen

Autorin: Linda Bödefeld

Abgabedatum: 19.06.2021

Inhaltsverzeichnis

Abkürzungsverzeichnis

Case Management = CM

Beamtungswohngemeinschaft = Beatmungs-WG

Weltgesundheitsorganisation = WHO

Diagnosis Related Groups = DRG-System

Abbildungsverzeichnis

1 Einleitung

1.1 Hintergrund

Den wenigsten Menschen unserer Gesellschaft ist bewusst, wie viele Personen mit einer invasiven Beatmung intensivpflegerisch häuslich versorgt werden. Dabei steigt die Zahl seit Jahren an. Etwa 20.000 beatmungspflichtige Personen werden nach einem erfolglosem Weaningversuch in die weitere pflegerische Versorgung entlassen.[1] Entweder in die eigene Wohnung, um dort mittels einem ambulanten Intensivpflegeteam über 24 Stunden am Tag betreut zu werden, oder es erfolgt die pflegerische Versorgung in speziellen Beatmungspflegeheimen, bzw. Beatmungswohngemeinschaften (Beatmungs-WG).[2]

Um Menschen nach einem fehlgeschlagenem Weaningprozess betreuen zu können, entsteht ein erheblicher logistischer, rechtlicher und finanzieller Aufwand. Dieser muss gut organisiert und strukturiert sein, um eventuelle Versorgungsabbrüche zu verhindern.[3] Wichtig ist deshalb eine frühzeitig organisatorische Planung, welche bereits im Krankenhaus oder in einer Rehabilitationseinrichtung beginnt, um alle notwendigen Weichen zu stellen. Häufig kommt es bereits an dieser Stelle zu Versorgungsabbrüchen durch missglückte Kommunikation, nicht geklärte Finanzierung, mangelhafter Informationsfluss und versäumte Termine der Pflegedienste.

Durch ein erfolgreich gelebtes Case Management (CM), sollen solche Fehler vermieden werden. Um ein vielversprechendes Case Management zu nutzen, bedient sich unser Kölner Krankenhaus der Vorgaben und Strukturen dieser Methode. Die Mitarbeiter*innen der CM – Abteilung, sind alle studierte Sozialarbeiter*innen, die bereits eine medizinische Vorausbildung haben. Diese Doppelqualifikation ist

---

[1] Vgl. https://www.aerzteblatt.de/archiv/213080/Beatmungsentwoehnung-in-Weaning-Zentren-nach-primaerem-Weaning-Versagen, Zugriff 01.03.2021

[2] Vgl. https://www.aerzteblatt.de/archiv/213080/Beatmungsentwoehnung-in-Weaning-Zentren-nach-primaerem-Weaning-Versagen, Zugriff 01.03.2021

[3] Vgl. https://www.aerzteblatt.de/archiv/213080/Beatmungsentwoehnung-in-Weaning-Zentren-nach-primaerem-Weaning-Versagen, Zugriff 01.03.2021

Grundvoraussetzung für die Arbeit in der Abteilung und vereinfacht die Arbeit auf der Station. Jede*r Case Manager*in gehört als fester Bestandteil zum Team, der jeweilig zugeteilten Station, und begutachtet jede*n Patienten*in bereits zum Zeitpunkt der Aufnahme. Die Mitarbeiter*innen des CM befassen sich nicht nur, wie es früher in den Sozialdiensten üblich war, mit der Organisation der Entlassung, die auf Aufforderung der Ärzte*innen geschah, sondern sind bereits im gesamten Aufenthalt als Berufsgruppe und Ansprechpartner beteiligt. Es herrscht ein reger Austausch mit anderen Berufsgruppen der Station, wie der Pflege und den Ärzten, zudem werden die Visiten begleitet. Der Handlungsbedarf wird durch die Case Manager*in selbstständig bestimmt und im Verlauf des Krankenhausaufenthalts weiterentwickelt und begleitet. Weiterhin werden wirtschaftliche Faktoren des Unternehmens beachtet, wie die Einhaltung der geforderten Liegedauer oder die Erfüllung der Kriterien zur Kostenfinanzierung. Das Hauptziel bleibt jedoch eine gelungene Anschlussversorgung zu organisieren, die einen stabilen Rahmen bietet und eine stetige Wiederkehr in das Krankenhaus verhindert.

2 Case Management

„Wer sich heute keine Zeit für seine Gesundheit nimmt, wird später viel Zeit für seine Krankheit brauchen." – Sebastian Kneipp (1821- 1897)

Das Konzept Case Management stellt eine Strategie zur Optimierung der Versorgungsqualität, sowie dem Einsatz zur Verfügung stehenden Ressourcen dar. Das außerordentlich interessante Handlungskonzept des Case Managements ist in den letzten zwei Jahrzehnten deutlich attraktiver geworden. Ein Grund weshalb dieses Konzept aus vielen Bereichen des Sozial- und Gesundheitswesens mittlerweile fest etabliert ist, denn Case Management trägt dazu bei, dass die Gesundheit und Unabhängigkeit älterer Menschen erhalten bleibt, um ihnen möglichst lange ein selbstständiges und selbstbestimmtes Leben zu ermöglichen.[4]

2.1 Definition Case Management

Das methodische Vorgehen im CM besteht aus einem Phasenmodell von einzelnen, aufeinander aufbauenden Arbeitsschritten, die im Wesentlichen auch anderen Methoden mit systemischen Ansätzen entsprechen.[5] In der Literatur wird CM gerne als Methode der Sozialen Arbeit beschrieben. Diese Tatsache kommt daher, dass der klassische Krankenhaussozialdienst bereits seit Jahrzehnten diese Art der Fallarbeit durchführt.[6]

„International wird Case Management als ein zentraler Lösungsansatz für die vielfältigen Versorgungs- und Steuerungsprobleme in modernen, komplexen und hochgradig arbeitsteiligen, damit zumeist aber auch ineffizienten Sozial- und Gesundheitssystemen angesehen und in Wissenschaft und Praxis mit einem hohen Grad

---

[4]*Vgl.Frommelt, Mona. 2015. „Case Management im Gesundheitswesen: Ein Rück- und Ausblick anlässlich der Jahrestagung zum 10jährigen Bestehen der Deutschen Fachgesellschaft für Care und Case Management (DGCC)." Case Management (135-145)*

[5] *Vgl. Ewers Michael, Schäffer Doris (2000): Case Management in Theorie und Praxis. 1. Auflage, Huber Verlag, Bern. S. 30-266)*

[6] *Vgl. Brinkmann Voker (2010): Case Management Organisationsentwicklung und Change Management in Gesundheits- und Sozialunternehmen. 2. Auflage, Springer Verlag, Wiesbaden. S. 258-267.*

an Aufmerksamkeit bedacht."[7] Die Methode dient der Strukturierung und Steuerung von Prozessen, an denen viele Professionen beteiligt sind.

Die Deutsche Gesellschaft für Care und Case Management (DGCC) definiert CM als den Aufbau eines zielgerichteten Systems von Zusammenarbeit, das am konkreten Umsetzungsbedarf der einzelnen Person ausgerichtet ist. Ziel ist es, Aufbau und Abläufe aller in der Patientenversorgung tätigen Professionen zu koordinieren und die Leistungserbringung möglichst effizient und effektiv zu gestalten.[8]

2.2 Theoretische und geschichtliche Hintergründe

Die Wurzeln des CM liegen in der methodischen Einzelfallhilfe der Sozialen Arbeit. Ausgelöst durch die Reorganisation der gesundheitlichen und sozialen Versorgung der 1970er Jahre. CM Konzepte, die seinerzeit positive Erfolge in den USA erreichten, sollten auch in Deutschland die Soziale Arbeit koordinieren und zunehmende Spezialisierung einführen. Soziale Unterstützungssysteme sollten somit effizienter gestaltet werden. Bestehende Verwaltungsstrukturen sollten reduziert und dezentralisiert werden, um die Effektivität der Sozial- und Gesundheitsunternehmen zu steigern. Kritisch zu vermerken ist, die meist unreflektierte Übernahme der amerikanischen Konzepte. Ein Diskurs über die Beteiligung der Sozialen Arbeit and er Ökonomisierung des Gesundheitswesens, fungierte als auslösender Punkt für die weiteren CM Diskussionen in Deutschland.[9] *„Im Jahre 2003 erarbeitete die Fachgruppe CM in der Deutschen Gesellschaft für Soziale Arbeit Standards und Richtlinien für die Weiterbildung CM im Sozial- und Gesundheitswesen, welche gemeinsam vom Deutschen Berufsverband für Soziale Arbeit sowie dem Deutschen Berufsverband für Pflegekräfte verabschiedet wurden."*[10] In dieser

---

[7] Vgl. Ewers Michael, Schäffer Doris (2000): Case Management in Theorie und Praxis. 1. Auflage, Huber Verlag, Bern. S. 30

[8] Vgl. https://www.dgcc.de/case-management/, Zugriff am 01.03.2021

[9] Vgl. Remmel-Faßbender, Ruth; Schmid, Martin; Stemmer, Renate; Wolke, Reinhold (2015): Modellvorhaben in rheinland-pfälzischen Krankenhäusern. Case Management. Aus der Reihe: Das Krankenhaus online. Heft 2, S.314-318

[10] Vgl. Remmel-Faßbender, Ruth; Schmid, Martin; Stemmer, Renate; Wolke, Reinhold (2015): Modellvorhaben in rheinland-pfälzischen Krankenhäusern. Case Management. Aus der Reihe: Das Krankenhaus online. Heft 2, S.314-318

Zeit gründete sich die DGCC e.V. als Fachorganisation für Theorie, Praxis und Forschung sowie für die Aus- und Weiterbildung. Diese definiert CM *„als eine Verfahrenswise in Humandiensten und ihrer Organisation zu dem Zweck, bedarfsentsprechend im Einzelfall eine nötige Unterstützung, Behandlung, Begleitung, Förderung und Versorgung von Menschen angemessen zu bewerkstelligen. Der Handlungsansatz ist zugleich ein Programm, nach dem Leistungsprozesse in einem System der Versorgung und in einzelnen Bereichen des Sozial- und Gesundheitswesens effektiv und effizient gesteuert werden könne".*[11]

2.3 Das Profil des Case Managers im Krankenhaus

Im Wesentlichen zeichnet das CM vier Kernfunktionen aus:

- Advocay Funktion – die anwaltschaftliche Funktion beinhaltet die Vertretung der individuellen Interessen der Patienten*innen. Darüber hinaus ist es wichtig, die Durchsetzung der Interessen, Ressourcen oder Ansprüche zu sichern, jedoch ebenfalls fachlich und realistisch zu beurteilen. Weiterhin sollen die notwendigen Dienstleistungen erweitert, beantragt und sichergestellt werden, sowie Bewältigungsstrategien im sozialen Umfeld ermöglicht werden, um somit die Resilienz des Einzelnen zu bestärken. Die anwaltschaftliche Funktion konzentriert sich auf die Patienten*innen, die aufgrund konfliktträchtiger Lebenssituationen, körperlichen Beeinträchtigungen oder gar unvorhergesehener biographischer Lebenskrisen nicht selbstständig fähig sind, ihre individuellen Bedürfnisse und Interessen geltend zu machen. Als Case Manager in dieser Funktion ist es Voraussetzung, dass die Situation der Patienten*innen wahrgenommen und verstanden und fachlich interpretiert wird.[12]
- Broker Funktion – diese Funktion wird als Makler- und Vermittler Funktion verstanden. Vermittelt werden sollen angepasste Hilfen, die in einer neutralen Überleitung zwischen den Patienten*innen und den Dienstleistungsanbietern des

---

[11] Vgl. https://www.dgcc.de/case-management/, Zugriff am 01.03.2021

[12] Vgl. Ewers Michael, Schäffer Doris (2000): Case Management in Theorie und Praxis. 1. Auflage, Huber Verlag, Bern. S. 30-266)

Gesundheitswesens, seitens des Case Manager*in gesteuert werden. Zu berücksichtigen ist stets das Wunsch- und Wahlrecht der Patienten*innen nach §8 SGB IX. Hauptaugenmerk ist die Erfüllung der Koordinationsinstanz, die die einzelnen Teile des Versorgungssystems zusammenfügt, so dass sie effektiv auf der zuvor erstellten Versorgungsplan passen.[13]

- Gatekeeper Funktion – die Funktion des Gate Keepers basiert auf der Tatsache der stetig wachsenden Kosten von Gesundheitsleistung bei gleichzeitig begrenzten finanziellen Ressourcen. Die Gatekeeper Funktion zielt darauf ab, eine Kostenerstattung, der zum Handlungsplan benötigten Leistungen, einzuholen. Der Gate Keeper dient der Selektion und Zugangssteuerung und nimmt eine zentrale Schlüsselposition zwischen Patienten*innen und dem Versorgungssystem ein und erläutert die vorliegenden Bedarfe. Durch diese Funktion sollen unangemessene Verwendungen der Ressourcen vermieden aber dringend notwendige Leistungen eingeholt werden.[14]

- Support Funktion – Die Support Funktion liefert den betroffenen Patienten*innen, sowie seinen Angehörigen, eine umfassende Unterstützung. Sie hilft mit Informationen, allgemeiner Beratung und dient der Koordination von Hilfsangeboten. Diese Funktion lässt sich untergeordnet auf alle drei vorab erläuterten Hauptfunktionen anwenden.[15]

Die Grundlage des CM ist das methodische Vorgehen nach dem Case Management-Regelkreis. Das Phasenmodell basiert auf logischen, aufeinander folgenden Schritten, so dass der Klient bedarfsgerechte Leistung erhält. Welche auch mit den Leistungsanbietern und den Kostenträgern abgestimmt wird.[16]

---

[13] *Vgl. Ewers Michael, Schäffer Doris (2000): Case Management in Theorie und Praxis. 1. Auflage, Huber Verlag, Bern. S. 30-266)*

[14] *Vgl. Ewers Michael, Schäffer Doris (2000): Case Management in Theorie und Praxis. 1. Auflage, Huber Verlag, Bern. S. 30-266)*

[15] *Vgl. Ewers Michael, Schäffer Doris (2000): Case Management in Theorie und Praxis. 1. Auflage, Huber Verlag, Bern. S. 30-266)*

[16] *Vgl. https://www.care-case-management.de/care-case-management/was-ist-case-management/aufgaben-des-case-management.html, Zugriff am 02.03.2021*

Das Case Management trägt in einem erheblichen Maße dazu bei, die Klienten*innen bei ihren Krankheitsverständnis und Bewältigung zu unterstützen. Im Krankenhaus unterstützen das CM zusätzlich die Umsetzung des Versorgungsstärkungsgesetz im Rahmen des Entlassmanagements.

2.4 Das Methodische Vorgehen im Case Management

An dieser Stelle wird das methodische Vorgehen anhand der offiziellen Literatur kurz und kompakt für ein Grundverständnis dargestellt. Im weiteren Verlauf dieser Hausarbeit werden die folgenden Schritte spezifisch im Einsatzfeld der Weiterversorgung in die außerklinische Intensiv- bzw. Beatmungspflege angewendet.

Intake

Im ersten Schritt erfolgt das Intake auch Fallfindung genannt. Hier geht es um die Identifikation des Klienten. Hierbei geht es um die Auswahl von Betroffenen, die spezifische psycho-soziale und/oder medizinisch-pflegerische Dienstleitungen benötigen. Hierfür sollte es Kriterien geben anhand derer die Klienten ausgewählt werden. Dies dient vor allem dafür, dass Klienten, die Hilfen benötigen nicht übersehen werden. Weiterhin geht es aber auch darum die Ressourcen des Case Managements nicht an Klienten zu verschwenden, die es nicht benötigen.[17]

Assessment

Das Assessment bietet die Grundlage für folgende Organisationen. Es erfolgt nach der Auswahl der Klienten und beinhaltet die Ersteinschätzung sowie umfassende Beschreibung und Dokumentation der Versorgungs- und Lebenssituation des Klienten in jeglicher Hinsicht. Das Assessment dient dazu, dass für jeden Klienten eine Fall- und Situationsbeschreibung stattfindet. Dies bedeutet das Festhalten von Bedarfen und

---

[17] Vgl. Monzer, Michael. (2018): Case Management Grundlagen, Medhochzwei Verlag. Heidelberg. Abschnitt 1.3.1

Ressourcen. Während der gesamten Fallbearbeitung kann das Assessment regelmäßig überprüft, angepasst und ausgeweitet werden.[18]

Service- Planning

Die dritte Phase umfasst eine zunächst unabhängige Erstellung eines Hilfeplanes mit einer Zielvereinbarung. Festgehalten wird hier, welche Informationen aus dem Assessment genutzt werden, welche Maßnahmen und Hilfen benötigt werden, um die gesetzten Ziele zu erreichen. Die folgenden Schritte nach dem Service Planning sollen sich auf den erstellten Hilfeplan beziehen.[19]

Linking

Das Linking geht aus dem Service Planning hervor, in dem nun zu den oberhalb beschriebenen Maßnahmen geeignete Dienstleister oder Hilfsorganisationen kontaktiert werden.[20]

Monitoring

Das Monitoring, auch Leistungssteuerung genannt, beinhaltet die Umsetzung des festgelegten Hilfeplans. Das Case Management übernimmt eine Art Kontroll- und Begleitfunktion über den laufenden Prozess und versucht die passenden Hilfsangebote nutzbar zu machen. Weiterhin bietet es Unterstützung bei einer ökonomischen Umsetzung und Begleitung bei den anstehenden Maßnahmen sowie Besprechungen mit den tätig gewordenen und weiteren Leistungserbringern. In dieser Phase versucht das Case Management gemeinsam mit den Klienten tätig zu sein und sie zu unterstützen ihre

---

[18] *Vgl. Monzer, Michael. (2018): Case Management Grundlagen, Medhochzwei Verlag. Heidelberg. Abschnitt 1.3.2*

[19] *Vgl. Monzer, Michael. (2018): Case Management Grundlagen, Medhochzwei Verlag. Heidelberg. Abschnitt 1.3.3*

[20] *Vgl. Monzer, Michael. (2018): Case Management Grundlagen, Medhochzwei Verlag. Heidelberg. Abschnitt 1.3.3*

Angelegenheiten oder einzelne Schritte selbst zu klären und zu organisieren (beispielsweise folge Terminvereinbarung).[21]

Angebotssteuerung

Die Angebotssteuerung dient dazu Versorgungslücken oder Mängel innerhalb der Maßnahmen zu identifizieren und zu kompensieren. Ebenso werden Rückmeldungen aus den laufenden Maßnahmen aufgegriffen und neue notwendige Angebote gesucht und hinzugefügt. Die Angebotssteuerung dient dazu den Hilfeplan zu evaluieren und gegeben falls anzupassen mit neuen Hilfsmaßnahmen oder ebenso neuen Ressourcen seitens der Klienten.[22]

[21] Vgl. Monzer, Michael. (2018): Case Management Grundlagen, Medhochzwei Verlag. Heidelberg. Abschnitt 1.3.4

[22] Vgl. Monzer, Michael. (2018): Case Management Grundlagen, Medhochzwei Verlag. Heidelberg. Abschnitt 1.3.5

3 Fall/ Situation

Herr Meier liegt seit sechs Wochen beatmet auf einer Kölner Weaningstation. Bei Hr. Meier handelt es sich um einen 65-jährigen Patienten mit komplikationsreichem Verlauf nach einer Herzklappen-OP, aufgrund einer Aortenklappen Stenose am offenen Herz. Zuvor wurde der Patient intensivmedizinisch in einer deutschen Klinik der Maximalversorgung versorgt, um eine neue Herzklappe zu erhalten. Nach diesem Eingriff wurde der Rentner wie üblich noch einen Tag nachbeatmet. Der Versuch die Sedierung und Beatmung auszuschleichen schlugen fehl, da Hr. Meier postoperativ eine Pneumonie (Lungenentzündung) entwickelte. Woraufhin am fünften Post-Op Tag eine Tracheotomie erfolgte. Mehrfache Versuche den Patienten von der Beatmung zu entwöhnen schlugen fehl. Infolgedessen wurde Hr. Meier in ein anderes Kölner Krankenhaus samt Weaningstation verlegt. Der Begriff Weaning beschreibt die Entwöhnungsphase eines beatmeten Patienten vom Respirator mit Übergang von der maschinellen Beatmung zur Spontanatmung.[23] Der Patient bot im Verlauf rezidivierende pneumogene Septitden und das Weaning gestaltete sich bei chronischer Besiedlung der Lunge mit einem multiresistenten Keim schwierig.

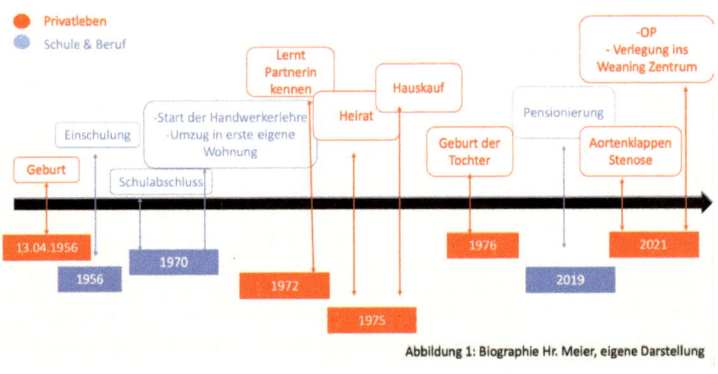

Abbildung 1: Biographie Hr. Meier, eigene Darstellung

---

[23] Vgl. https://www.pschyrembel.de/Weaning/K0R6B, Zugriff am 09.03.2021

3.1 Weaning- Prozess

Um den Weaning Prozess zu verstehen, muss zunächst einmal genauer auf die Phasen der invasiv Positiv- Druckbeatmung eingegangen werden. Sobald man von der mechanischen Ventilation der Lunge mittels Positiv-Druckbeatmung mittels eines Endotrachealtubus spricht, meint man die sechs Phasen (siehe Abb.2):[24]

1. Behandlung der akuten respiratorischen Insuffizienz
2. Die Ärzte*innen überlegen und diskutieren, ob der Patient bereit für den Start der Weaning Maßnahmen ist
3. Um sich eine Bestätigung der vorangegangenen Vermutung einzuholen, werden erste tägliche Tests gestartet, welche die Bereitschaft zur Entwöhnbarkeit erfassen (z.B. Rapid Shallow Breathing Index)
4. Spontanatmungsversuch (SBT= Sponaneous Breathing Trial)
5. Extubation oder Dekanülierung
6. Ggf. Re-Intubation oder Rekanülierung[25]

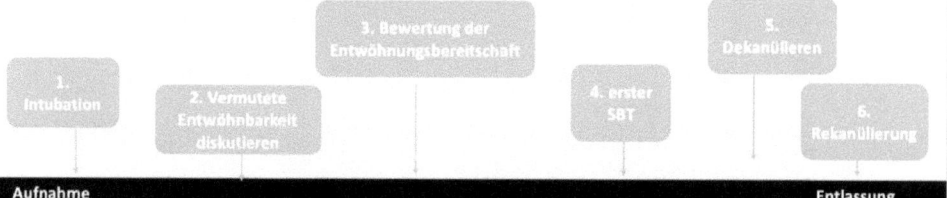

Abbildung 2: Verlaufskontrolle Prolongiertes Weaning (normaler Verlauf), eigene Darstellung

Der eigentliche Prozess beginnt mit der Phase 4, sprich dem ersten Spontanatmungsversuch, dies nimmt ca. 40-50% des gesamten Zeitraums ein. Es ist essenziell den richtigen Zeitpunkt für den Start zu finden, denn sowohl eine vorzeitige Extubation, als auch ein somit bedingtes erhöhtes Risiko für nosokomiale Pneumonien

---

[24] Vgl. https://www.awmf.org/uploads/tx_szleitlinien/020-015l_S2k_Prolongiertes_Weaning_2019_09_1.pdf, Zugriff am 16.06.2021

[25] Vgl. https://www.awmf.org/uploads/tx_szleitlinien/020-015l_S2k_Prolongiertes_Weaning_2019_09_1.pdf, Zugriff am 16.06.2021

(eine stationär erworbene Lungenentzündung) oder die verspätete Einleitung des Weanings gehen mit einer erhöhten Mortalitätsrate einher.[26]

Charakteristisch für einen Weaning-Erfolg ist die Extubation ohne nachfolgende ventilatorische Unterstützung für mindestens 48 Stunden. Entsprechend lässt sich ein Weaning versagen definieren, wenn es innerhalb der ersten 2 Tage zu einer Rekanülierung oder dem Einsatz einer nicht-invasiven Beatmung (NIV-Maske) kommt. Ebenfalls wird das Versterben eines Patienten innerhalb dieses Zeitfensters als Weaning-Versagen gewertet.[27]

3.2 Weaning- Prozess bei Hr. Meier

Bei Hr. Meier zeigte sich im stationären Aufenthalt ein erschwerter Weaning-Prozess, es gelang ihm nicht 48h Stunden ohne Beatmung zu sein und auch die vorangegangenen Spontanatmungsphasen waren nur von kurzer Dauer (siehe Abb.3).

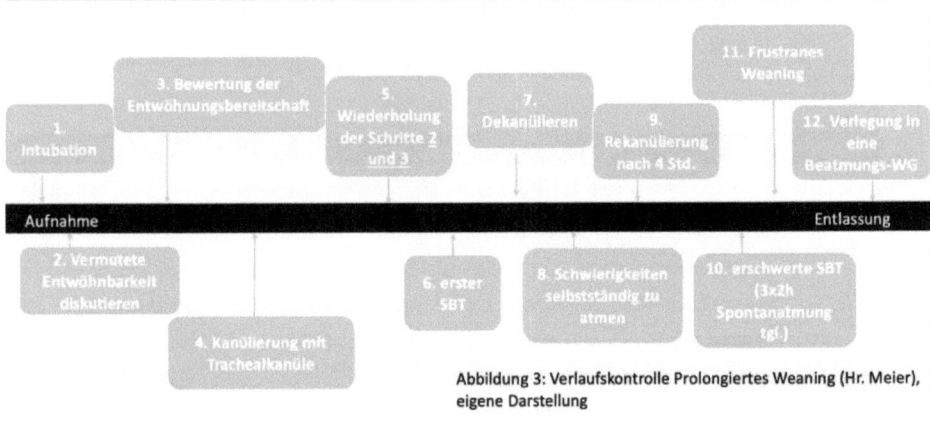

Abbildung 3: Verlaufskontrolle Prolongiertes Weaning (Hr. Meier), eigene Darstellung

[26] Vgl. https://www.awmf.org/uploads/tx_szleitlinien/020-015l_S2k_Prolongiertes_Weaning_2019_09_1.pdf, Zugriff am 16.06.2021

[27] Vgl. https://www.awmf.org/uploads/tx_szleitlinien/020-015l_S2k_Prolongiertes_Weaning_2019_09_1.pdf, Zugriff am 16.06.2021

Da Hr. Meier klinisch kaum Fortschritte macht, entschied man sich gemeinsam mit seiner Ehefrau und Tochter für eine außerklinische Beatmungs-WG. Von außerklinischer Beatmung spricht man bei einer vorübergehenden oder dauerhaften Verwendung mechanischer Atemhilfen (Beatmungsmaschine; NIV-Therapie) unter häuslichen Bedingungen oder in einer entsprechend ausgestatteten Pflegeeinrichtung.

4 Zuständiges Gesetzbuch /ggf. Finanzierung

Für das Case Management existieren gesetzliche Grundlagen. Case Manager*innen kennen die Leistungen, die Menschen mit Unterstützungsbedarf sozialversicherungsrechtlich zustehen. Diese sind vorwiegend in den SGB II, SGB III, SGB VIII, SGB IX, SGB XI verankert. Nachfolgend erfolgt ein Auszug.

Das Sozialgesetzbuch II zielt auf die Überwindung und Vermeidung von Hilfebedürftigkeit sowohl durch die Eingliederung in Arbeit als auch durch soziale Integration ab.[28] Fallmanagement im SGB II hat die Aufgabe, in einem interaktiven Prozess Unterstützungsangebote unterschiedlicher Träger im Einzelfall bedarfsgerecht zu kombinieren, und ist außerdem verpflichtet, darauf hinzuwirken, dass eine bedarfsgerechte Angebotslandschaft vorhanden ist.[29] Dazu zählen z.b. Leistungen zur beruflichen Eingliederung und Aufnahme beruflicher Weiterbildungen mach §16 SGB II Abs. 1 oder zum Mehrbedarf für werdende Mütter und Alleinerziehende nach §21 SGB II.

Das Sozialgesetzbuch III dient der aktiven Arbeitsförderung im Rahmen der Arbeitsmarktpolitik. Menschen, die arbeitslos oder von Arbeitslosigkeit bedroht sind, sollen durch berufliche Eingliederungsmaßnahmen (BEM) bessere Chancen auf dem Arbeitsmarkt erhalten. §45 Abs. 1 SGB III regelt dabei unter anderem die Heranführung an den Ausbildungs- und Arbeitsmarkt, Feststellung, Verringerung oder Beseitigung von Vermittlungshemmnissen und Stabilisierung einer Beschäftigungsaufnahme.

Das Sozialgesetzbuch V verfolgt die Aufgabe, die Gesundheit der Versicherten zu erhalten, wiederherzustellen oder ihren Gesundheitszustand zu bessern. Nach § 11 Abs. 4 SGB V haben gesetzlich versicherte Patienten einen Rechtsanspruch auf ein strukturiertes Versorgungsmanagement. Mit Inkrafttreten des GKV-Versorgungsstrukturgesetztes (GKV-VStG) zum 1.Januar 2012 sind Krankenhäuser zu einem verbindlichen Entlassungsmanagement als unmittelbarem Bestandteil der Krankenhausbehandlung in den § 39 und §112 SGB V verpflichtet. Für Krankenhäuser

---

[28] Vgl. https://www.deutscher-verein.de/de/uploads/empfehlungen-stellungnahmen/dv-01-09.pdf, Zugriff am 01.04.2021

[29] Vgl. https://www.deutscher-verein.de/de/uploads/empfehlungen-stellungnahmen/dv-01-09.pdf, Zugriff am 01.04.2021

bedeutet dies eine Verpflichtung, die Behandlungsabläufe von der stationären Aufnahme bis über die Entlassung hinaus zu optimieren. Die Integrierte Versorgung wird beispielsweise in § 140 SGB V geregelt und bedeutet, dass Leistungsprozesse, die in der traditionellen Versorgung inhaltlich und institutionell getrennt sind, miteinander verknüpft werden. Als Beispiel lässt sich hier eine Operation und die sich anschließende Rehabilitation nennen, die unterschiedliche medizinische Zwecke verfolgen und in der Regelversorgung auch institutionell in der gesetzlichen Krankenversicherung einerseits und dem Rehabilitationsträger andererseits getrennt verankert sind und von diesen finanziert werden.[30] Ein anderes Beispiel ist, dass nach §119b SGB V stationäre Pflegeeinrichtungen Kooperationsvereinbarungen mit Vertragsärzten schließen können, sofern eine ärztliche Versorgung nicht sichergestellt ist. Das Pflegeheim hat in diesen Fällen gegenüber der Kassenärztlichen Vereinigung einen Ermächtigungsanspruch, wodurch es dem Pflegeheim möglich werden soll, Ärzte anzustellen.[31]

Ein Instrument zur Vorbeugung, zur Hilfestellung und zum Schutz von Kindern und Jugendlichen, Mädchen und Jungen, jungen Frauen und Männern ist das Sozialgesetzbuch VIII. Das Gesetz verpflichtet die Jugendämter zur Hilfe und schafft den Rahmen für die Unterstützung von Sorgeberechtigten, Müttern sowie Vätern zum Wohle ihrer Kinder. Im Hilfeplanverfahren sind Personensorgeberechtigte und die Kinder, sowie deren Wünsche stets zu berücksichtigen und mit einzubinden. Sowohl bei Leistungen innerhalb als auch Leistungen außerhalb der Familie, z.B. der Eingliederungshilfe seelisch behinderter Kinder und Jugendlicher (§§ 35 SGB VIII). Jugendmigrationsdienste setzen Case Management mit dem Ziel der Integrationsvereinbarung und Übergang in die Förderplanung ein.[32]

Das Sozialgesetzbuch IX regelt Rehabilitation und Teilhabe von Behinderung bedrohter und behinderter Menschen. Es soll der Förderung der Selbstbestimmung und

---

[30] Vgl. https://www.sozialgesetzbuch-sgb.de/sgbv/140a.html, Zugriff 09.04.2021

[31] Vgl. https://www.sozialgesetzbuch-sgb.de/sgbv/119b.html, Zugriff am 09.04.2021

[32] Vgl. https://dejure.org/gesetze/SGB_VIII/35a.html, Zugriff am 09.04.2021

gleichberechtigten Teilhabe von Menschen mit Behinderungen am Leben in der Gesellschaft sowie der Vermeidung von und dem Entgegenwirken gegen Benachteiligungen dienen. So regelt § 117 SGB IX das Gesamtplanverfahren, das u. a. bestimmt, dass die Leistungsberechtigten stets in alle Schritte eingebunden sind und diese transparent mittels geeigneter Dokumentation vorliegen müssen. Integrationsfachdienste haben nach § 192 SGB IX als Dienste Dritter die Aufgabe, Menschen mit (Schwer)Behinderungen eine Teilhabe am Arbeitsleben zu ermöglichen.[33]

Sozialgesetzbuch XI zielt auf die soziale Absicherung pflegebedürftiger Menschen ab. Aufgrund sich abzeichnender demographischer und medizinischer Entwicklungen muss eine nachhaltige Lösung für den gesellschaftlichen Umgang mit Pflegebedürftigkeit gefunden werden. Leistungsberechtigte haben den Anspruch, sich durch eine Pflegeberater*in informieren zu lassen Hilfestellungen zu erhalten. Ein Versorgungsplan wird erstellt (§ 7a SGB XI). Zudem zielt das SGB XI auf die Bildung pflegender Angehörigen ab, z.B. durch unentgeltliche Schulungskurse, um so Pflege und Betreuung zu erleichtern (§ 45 Abs. 1 SGB XI).[34]

---

[33] Vgl. https://www.sozialgesetzbuch-sgb.de/sgbix/117.html, Zugriff am 09.04.2021

[34] Vgl. https://www.sozialgesetzbuch-sgb.de/sgbxi/1.html, Zugriff am 09.04.2021

5 Case Management am Beispiel

5.1 Intake

Auf der Weaning Station visitiert zunächst der Stationsarzt den Patienten. Äußert der Patient oder die Angehörigen Unklarheiten oder Unsicherheiten oder hat der Arzt selbst den Verdacht einer Unterversorgung, wird eine Anforderung im hauseigenen Computersystem erstellt, um das Case Management einzuschalten. Unabhängig davon muss die CM jeden neuen Patienten bis zum Folgetag der Aufnahme 10 Uhr begutachtet haben. Sollte hierbei ein Bedarf festgestellt werden, stellt die Case Managerin selbstständig eine Anforderung im System. Ebenso kann eine gestellte Anforderung abgelehnt werden, da es fachlich überprüft wurde. Natürlich kann jederzeit der Kontakt mit dem Case Management aufgenommen werden. Im Falle von Hr. Meier wurde die Anforderung seitens der Stationsärzte gestellt.

5.2 Erstgespräch/-kontakt

Im Erstgespräch wird Hr. Meier und seine Familie über den weiteren Verlauf informiert und auf aufkommende Fragen eingegangen. Unter dem Begriff Case Management konnte sich niemand aus der Familie etwas vorstellen, weshalb anhand eines kurzen Beispiels das mögliche Wirkungsspektrum dargestellt wurde. Im Erstgespräch geht es darum den persönlichen Kontakt zwischen dem Case Manager und dem Klienten herzustellen.

5.3 Assessment/Situationsanalyse

Das Assessment erfolgt im Rahmen eines persönlichen Gespräches zwischen der Familie, dem Klienten und dem Case Manager. Dies ist darin begründet, dass durch die komplexe und schwierige Krankheitsgeschichte von Hr. Meier oft ein Misstrauen zu institutionellen Einrichtungen und Hilfen besteht. Im persönlichen Gespräch ist hier neben dem Assessment der Beziehungsaufbau ein wichtiger Bestandteil. Aufgenommen werden die Stammdaten, Name, Alter, Wohnort, Krankenversicherungstand und berufliche Vorbildungen. Weiterhin werden im Assessment bestehende Diagnosen und eine Familienanamnese aufgenommen. Hinzu kommt, dass neben den vorliegenden Daten auch die persönlichen Vorstellungen, Wünsche und Motivationen der Klienten erfasst werden, ebenso wie vorhandene Ressourcen (Freunde, Familie, Finanzen, persönliche Talente etc.).

Heinz Meier wurde am 13.04.1956 in Köln geboren und bleibt seiner Heimat bis heute treu. 2 Jahre nachdem er Anfang der 70-Jahre seine Lehre als Tischler begann lernte er seine heutige Ehefrau Hannelore kennen und heiratete sie nach dreijähriger Beziehung. Zusammen bekamen sie eine Tochter und zogen gemeinsam in ein großes Haus im Kölner Süden. Der gesetzlich Versicherte Hr. Meier berichtet im Gespräch, dass er bis zu seinem Renteneintritt 2019 bei bester Gesundheit war. Erst die Ruhe und Trägheit ließen erste gesundheitliche Probleme auftreten. Seine Ehefrau berichtet über eine Osteoporose, die er von seiner Mutter vererbt bekommen habe. Kardiologische Erkrankungen seien ihr im familiären Umfeld nicht bekannt. Ihr Partner sei ein beliebter Bürger der Stadt, viele Ur-Kölner sei Heinz Meier ein Begriff, besonders durch den Kölner Karneval. Jahrzehnte habe er aktiv in der Session mitgewirkt und den Fastelovend gelebt. Diese Vorfreude und Unbeschwertheit habe ihn immer wieder motiviert und jung gehalten, bestätigt auch seine Tochter im Gespräch. Für ihren Vater sei die Familie das wichtigste und er würde nicht wollen, dass seine Ehepartnerin oder sonst jemand aus der Familie unter seiner derzeitigen Situation leide. Hr. Meier bestätigt diese Aussage durch ein Kopfnicken. Im Vorfeld habe die Familie oft über eine solche Situation kommuniziert und man war sich einig, dass eine adäquate Versorgung für den zu Pflegenden gefunden werden muss. Da seine Ehefrau durch eine bestehende Parkinson Erkrankung nicht dazu in der Lage ist, ihren Partner in den eigenen vier Wänden zu versorgen, einigt man sich darauf eine angemessene Beatmungs-WG im Kölner Süden zu suchen. Fr. Meier ist es wichtig jeden Tag die Möglichkeit zu haben ihren Angetrauten besuchen zu können, ohne eine lange Autofahrt. Auch Hr. Meier äußert den Wunsch ein schönes neues Zuhause in der Südstadt zu finden, in dem er qualifizierte Hilfe widerfährt und eventuell Fortschritte in der spontanen Beatmung erreicht.

Für jeden oben genannten Hilfebedarf, der sich aus dem Assessment ergibt, werden folgend andere Vorgehensweisen festgelegt (siehe Abb.4).

Assessment Case Management

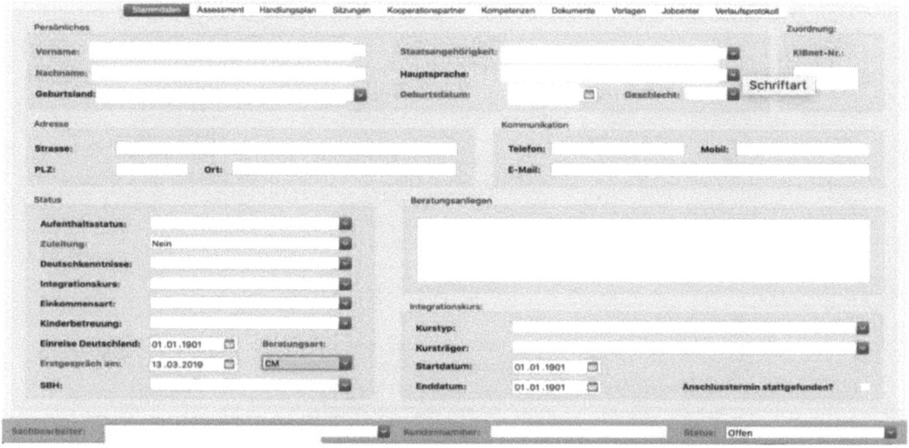

Abbildung 4: Assessment CM, eigene Darstellung

5.4 Service-Planning

Entsprechend der oben genannten Schwerpunktthemen wird an dieser Stelle individuell gefiltert, welche Ziele erreicht werden sollen und daraus ein geeigneter Hilfeplan erstellt. Auch die Gewichtung der Schwerpunkte ist hier wichtig, da sich daraus der Zeit- und Hilfeplan ergibt (siehe Abb.5).

Ziel	Maßnahme	Dienstleister
Kostenübernahme der Gesamtversorgung ist innerhalb von 2 Wochen geregelt	- Information an Beatmungs-WG über die Entlassung aus der Klinik - Antrag auf Sachleistungen - Bestätigung der Sachleistungen - Antrag an Sozialamt auf Kostenübernahme des Eigenanteils für die Pflege - Kostenübernahmebestätigung	- CM - CM, Ehefrau - Pflegekasse - CM, Ehefrau - Sozialamt
Hilfsmittellieferung Zwei Beatmungsmaschinen werden einen Tag vor der stationären Entlassung geliefert und die Kosten werden von der Pflegekasse hierfür übernommen	- Anforderung des Rezeptes beim Stationsarzt - Ausstellung des Rezeptes - Weiterleitung des Rezeptes an CM - Weiterleitung des Rezeptes an Fachhändler - Antrag bei der Pflegekasse auf Kostenübernahme für Pflegehilfsmittel - Bestätigung der Kostenübernahme - Kontakt zu Geräteversorger herstellen und Liefertermin vereinbaren - Lieferung - Geräteeinweisung gemäß MPEG am Tag der Lieferung	- CM - Stationsarzt - CM - CM - Fachhändler - Pflegekasse - Beatmungs-WG Leitung - Fachhändler - Fachhändler, Pflegekräfte
Hilfsmittellieferung Ein Sauerstoffkonzentrator wird einen Tag vor der stationären Entlassung geliefert und die Kosten werden von der Krankenkasse hierfür übernommen.	- Anforderung des Rezeptes beim Stationsarzt - Ausstellen des Rezeptes - Weiterleitung des Rezeptes an CM - Weiterleitung des Rezeptes an Fachhändler	- CM - Stationsarzt - Stationsarzt - CM - Fachhändler

	- Antrag bei der Krankenkasse auf Kostenübernahme für Pflegehilfsmittel	- Krankenkasse
	- Bestätigung der Kostenübernahme	- Beatmungs-WG Leitung -Fachhändler
	- Liefertermin vereinbaren	- Fachhändler, Pflegekräfte
	- Lieferung	
	- Geräteeinweisung gemäß MPEG am Tag der Lieferung	
Hilfsmittellieferung Ein Cuff-Druckmesser wird 1 Tag vor der Entlassung geliefert und die Kosten werden von der Krankenkasse hierfür übernommen	- Anforderung des Rezeptes beim Stationsarzt	- CM
	- Ausstellen des Rezeptes	- Stationsarzt
	- Weiterleitung des Rezeptes an CM	- Stationsarzt - CM
	- Weiterleitung des Rezeptes an Fachhändler	
	- Antrag bei der Krankenkasse auf Kostenübernahme für Pflegehilfsmittel	- Fachhändler
	- Bestätigung der Kostenübernahme	- Krankenkasse
	- Liefertermin vereinbaren	- Beatmungs-WG Leitung -Fachhändler
	- Lieferung	
	- Geräteeinweisung gemäß MPEG am Tag der Lieferung	- Fachhändler, Pflegekräfte
Hilfsmittellieferung Ein transportable Absaugpumpe mit Akkubetrieb wird einen Tag vor der stationären Entlassung geliefert und die Kosten werden von der Krankenkasse übernommen	- Anforderung des Rezeptes beim Stationsarzt	- CM
	- Ausstellen des Rezeptes	- Stationsarzt
	- Weiterleitung des Rezeptes an CM	- Stationsarzt - CM
	- Weiterleitung des Rezeptes an Fachhändler	
	- Antrag bei der Krankenkasse auf Kostenübernahme für Pflegehilfsmittel	- Fachhändler
	- Bestätigung der Kostenübernahme	- Krankenkasse
	- Liefertermin vereinbaren	- Beatmungs-WG Leitung -Fachhändler
	- Lieferung Geräteeinweisung gemäß MPEG am Tag der Lieferung	- Fachhändler, Pflegekräfte

Verbandsmaterial für das Tracheostoma wird einen Tag vor der stationären Entlassung geliefert und die Kosten werden von der Krankenkasse hierfür übernommen	- Erstellung einer Liste für Verbandsmaterial der TK-Pflege	- Pflegekraft, CM
	- Anforderung der Rezepte gemäß Liste beim Stationsarzt	- CM
	- Weiterleitung des Rezeptes an CM	- Stationsarzt
	- Weiterleitung des Rezeptes an Fachhändler	- CM
	- Antrag bei der Krankenkasse auf Kostenübernahme für Pflegehilfsmittel	- Fachhändler
	- Bestätigung der Kostenübernahme	- Krankenkasse
	- Liefertermin vereinbaren	- Beatmungs-WG Leitung
	- Lieferung	- Fachhändler
Vorbereitung des Klienten auf die außerklinische Situation	- Analyse der Situation des Betroffenen und seines sozialen Umfeldes	Case Manager, Pflegekraft Klinik, Pflegekraft/ Leitung der Beatmungs-WG
	- Rollenveränderung besprechen	

Abbildung 5: Hilfeplan , eigene Darstellung

5.5 Linking

Wie oberhalb beschrieben knüpft das Linking an die Hilfeplanung (Abb.5) an. An dieser Stelle würde der Case Manager nun aktiv die Hilfestellen, die oben in dem Beispiel erwähnt wurde, kontaktieren. Die SMART-Methode eignet sich für den Case Manager um Klienten bezogene Ziele zu formulieren und zu prüfen. Nachdem der Patient entschieden hat, dass er lieber in eine Beatmungs-WG möchte, anstatt zu Hause eine außerklinische Betreuung zu widerfahren macht man sich auf die Suche. Dies hat nach der Erstellung des Hilfeplanes den Vorteil das die Patienten sofort ein „tätig werden" erfahren. Eine Unterbringung in einer WG ist für Hr. Meier vorteilhaft, da er seine Familie weder belasten noch deren Privatsphäre stören möchte. Sobald eine geeignete Unterkunft gefunden wurde, bei der sich sowohl der Klienten als auch für seine Familie wohl fühlen, nimmt man Kontakt zu den Geräteherstellern auf, um die zuvor genehmigten Hilfsmittel zu bestellen. Im Fall von Hr. Meier sind zwei

Heimbeatmungsgeräte, Sauerstoffbomben, Absaugmaterial und die regelmäßige Physio- und Logopädie zu organisieren. Um zu überprüfen ob alle notwendigen Hilfsmittel organisiert und geliefert wurden herrscht zwischen der Case Managerin und der Leitung der Beatmungs-WG ein reger Austausch, um gegebenenfalls zeitnah handeln zu können. Wie schon vorab kurz erwähnt, eignet sich die SMART-Methode zum Nachweis der Anwendbarkeit. Zur Erreichung der Ziele erstellt der Case Manager eine Liste der geeigneten Dienstleistungen, die der Erreichung dienen.

Bei Hr. Meier ist eine spezifische Frage zum Beispiel ob das Beatmungsgerät bereits bestellt wurde und ob der Hersteller überhaupt für ihn in Frage kommt. Messbar wäre in diesem Fall die benötigte Menge von zwei Beatmungsgeräten oder etwa die Akkulaufzeit. Attraktiv zu Wissen ist, ob die Maschine überhaupt alle Standards erfüllt und für Hr. Meier in Frage kommt. Auch die Lieferbarkeit sollte realistisch hinterfragt werden, und mit dem Einzugstermin in die WG abgeglichen werden (siehe Abb.6).

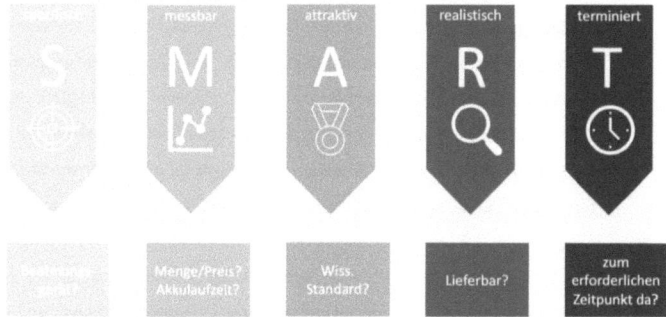

Abbildung 6: SMART-Regel Weaning Patient, eigene Darstellung

5.6 Monitoring / Angebotssteuerung

Das Monitoring und die Angebotssteuerung sind im klinischen Kontext äußerst relevant, wenn auch nur über einen kurzfristigen bzw. begrenzten Zeitraum. Innerhalb des stationären Aufenthalts besteht ein stetiger Anpassungsbedarf. Dabei unterstützt der Case Manager den Patienten, sowohl bei der Suche nach einer geeigneten außerklinischen Beatmungseinrichtung als auch bei der Organisation aller benötigten Hilfsmittel. Kommt es im Entwicklungsprozess zu Problemen, wird der bisherige Prozess wieder evaluiert und nach neuen geeigneten Lösungen zusammen mit dem Patienten gesucht. Es herrscht ein enger Austausch zwischen Patienten, Angehörigen und Case Managern. Im Fall von Hr. Meier fragte die CM mehrere Wohngemeinschaften im Kölner Süden nach freien Kapazitäten an und erhielt schlussendlich eine positive Rückmeldung. Dort leben aktuell drei männliche Bewohner, im selben Alter von Hr. Meier. Zwei der dort lebenden sind querschnittsgelähmt und ein weiterer Bewohner hat eine Autoimmunerkrankung. Für Hr. Meier gibt es dort ein 15qm großes Zimmer, welches er selbst einrichten könnte. Weiterhin gibt es ein großes Wohnzimmer mit offener Küche, ein Gemeinschaftszimmer, welches derzeit als „Kölsch Zimmer" benutzt wird und mit einer Bar ausgestattet ist. Geräte zum Trainieren der Mobilität stehen ebenfalls dort, denn es kommt dreimal wöchentlich eine Physiotherapiepraxis vorbei, um die Krankengymnastik durchzuführen. Ergotherapie und Logopädie finden ebenfalls mehrmals wöchentlich statt. Eine große Terrasse und eine gute Infrastruktur in der Nähe runden die Wohngemeinschaft ab. Der Pflegedienst besteht aus einem achtköpfigen Team, welche in Schichten anwesend sind. Auf Grund der gegenwärtigen Corona Pandemie ist ein vorab kennen lernen des Pflegeteams nicht möglich. Jedoch führte die CM mit Hr. Meier eine Videokonferenz, wo sich alle Mitbewohner ihm vorstellten und die Räumlichkeiten zeigten. Das Gespräch zeigte eine große Sympathie zwischen allen Beteiligten und man verabredete sich bereits für den ersten Kölsch Abend.

Bei Fragen steht die Case Managerin immer wieder beratend zur Seite und klärt notwendige Schritte mit der Kranken- und Pflegeversicherung, um die Familie zu entlasten.

Zu erwähnen ist, dass es während des Monitorings immer wieder zu Frustrationen seitens der Patienten kommen kann, da ihnen ein Beratungstermin nicht weitergeholfen hat oder sie sich in einer vermittelten WG nicht wohlfühlen. Hier sind dann eine Optimierung und ggf. Neuorganisation von Nöten.

5.7   Evaluation des Versorgungsplanes

Nach Hr. Meiers Entlassung telefonierte die Case Managerin mehrfach mit dem Pflegedienst und dem Patienten. Der vorgeschriebene Anruf nach der Entlassung wird in unserem Haus durch das CM durchgeführt. Hr. Meier berichtete sich sehr wohl zu fühlen und in seinen Mitbewohnern gute Freunde gefunden zu haben. Auch seine Familie und Freunde würden regelmäßig vorbeikommen.

Hr. Meier wird bei den Gesprächen sehr begeistert und strukturiert. In drei Monaten hat Hr. Meier einen Kontrolluntersuchungstermin in unserem Hause, dort wird die Case Managerin seine Langzeitzufriedenheit erfragen.

Der gesamte Verlauf von Meiers Fall wurde im hauseigenen Computersystem dokumentiert.

6 Fazit

Durch die Hausarbeit wurde verdeutlicht, wie durch das Case Management eine kontinuierliche und ganzheitliche Versorgung eines tracheotomierten Patienten in die außerklinische Intensivmedizin, schon während des stationären Aufenthalts ohne Versorgungseinbrüche im weiteren Verlauf gewährleistet werden kann. Desweiteren wurde die Relevanz des Case Managements im klinischen Bereich noch einmal verdeutlicht. Durch umfassend ausgebildete Case Manager, ist es möglich eine ganzheitliche und kontinuierliche Versorgung zu sichern. Durch umfassende Assessments und einen individuell erstellen Versorgungsplan, ist eine hohe Klienten Zufriedenheit garantiert. Entscheidend ist hierbei auch das kontinuierliche Monitoring. Es verhilft entstandene Versorgungslücken rechtzeitig zu entdecken und entsprechende Handlungen vorzunehmen. Sollten im Verlauf einschneidende Veränderungen auftreten, kann zeitnah ein Re-Assessment durchgeführt werden. Wozu auch die Erstellung neuer oder optimierter Versorgungspläne zählt. Ein weiterer Vorteil ist, dass die Case Managerin im engen Austausch mit den Mitarbeiter*innen der Station steht und selbst über medizinisches oder therapeutisches Hintergrundwissen verfügt. So ist eine Versorgung die Hand in Hand verläuft sichergestellt.

Abschließend ist zu sagen, dass die Tätigkeit als Case Managerin eine hochanspruchsvolle und komplexe Tätigkeit ist. Welche auf etlichen Kompetenzen, wie Beratungs-, Fach-, Sozial- und Methodenkompetenz basiert.

Literaturverzeichnis:

Brinkmann Voker (2010): Case Management Organisationsentwicklung und Change Management in Gesundheits- und Sozialunternehmen. 2. Auflage, Springer Verlag, Wiesbaden. S. 258-267.

Ewers Michael, Schäffer Doris (2000): Case Management in Theorie und Praxis. 1. Auflage, Huber Verlag, Bern. S. 30-266)

Frommelt, Mona. 2015. „Case Management im Gesundheitswesen: Ein Rück- und Ausblick anlässlich der Jahrestagung zum 10jährigen Bestehen der Deutschen Fachgesellschaft für Care und Case Management (DGCC)." Case Management (135-145)

Monzer, Michael (2018): Case Management Grundlagen, Medhochzwei Verlag. Heidelberg. Abschnitt 1.3 und 1.6.

Remmel-Faßbender, Ruth; Schmid, Martin; Stemmer, Renate; Wolke, Reinhold (2015): Modellvorhaben in rheinland-pfälzischen Krankenhäusern. Case Management. Aus der Reihe: Das Krankenhaus online. Heft 2, S.76-318.

von Reibnitz, Christine: Modul 3 CM Methodenwissen, Interdisziplinäre Entwicklung des Versorgungsplanes, PPT Vortrag 27.11.2008, S. 5

Internetverzeichnis:

Baumann, Daniel (2013): An deutschen Kliniken regiert die Profitgier, (27.03.2013) <https://www.cicero.de/wirtschaft/zehn-jahre-krankenhaus-reform-drg-fallpauschalen-dr-oeconomicus-am-op-tisch/53983> [Zugriff 2021-03-01]

Bornitz, Florian; Ewert, Ralf; Knaak, Christine; Magnet, Friederike Sophie; Windisch, Wolfram; Herth,Felix (2020): Beatmungsentwöhnung in Weaning-Zentren nach primärem Weaning-Versagen, (01.12.2020)<https://www.aerzteblatt.de/archiv/213080/Beatmungsentwoehnung-in-Weaning-Zentren-nach-primaerem-Weaning-Versagen> [Zugriff 2021-03-01]

Braun, Bernard; Klinke, Sebastian; Müller, Rolf (2009): Auswirkungen des DRG-Systems auf die Arbeitssituation im Pflegebereich von Akutkrankenhäusern, (05.11.2009) <https://www.krankenhaus-statt-fabrik.de/download/material_DGP_1_2010_PG.pdf> [Zugriff 2021-03-01]

Bundesministerium für Gesundheit (2021): Krankenhausfinanzierung, (04.05.2021) <https://www.bundesgesundheitsministerium.de/krankenhausfinanzierung.html> [Zugriff 2021-03-01]

Deutsche Gesellschaft für Care und Case Management (2012): Was ist Case Management (CM)?, (01.10.2012) <https://www.dgcc.de/case-management/> [Zugriff 2021-03-01]

Deutscher Verein für öffentliche und private Fürsorge e.V. (2009): Anforderungen an das Fallmanagement im SGB II, (17.06.2009) <https://www.deutscher-verein.de/de/uploads/empfehlungen-stellungnahmen/dv-01-09.pdf> [Zugriff 2021-04-01]

Franzkowiak, Peter; Hurrelmann, Klaus (2018): Gesundheit, (13.06.2018) <https://leitbegriffe.bzga.de/systematisches-verzeichnis/allgemeine-grundbegriffe/gesundheit/> [Zugriff 2021-03-01]

Heine, Hannes (2016): Reform macht Kliniken noch ärmer, (01.02.2016) <https://www.tagesspiegel.de/wirtschaft/krankenhausreform-reform-macht-kliniken-noch-aermer/12903324.html> [Zugriff 2021-03-01]

Koppe, Katrin (2018): Aufgaben des Case Management, (04.05.2018) <https://www.care-case-management.de/care-case-management/was-ist-case-management/aufgaben-des-case-management.html> [Zugriff 2021-03-01]

Psychrembel Online (2017): Weaning, (01.05.2017) <https://www.pschyrembel.de/Weaning/K0R6B> [Zugriff 2021-03-09]

Prof. Dr. Schönhofer, Bernd (2019): Prolongiertes Weaning- S2K Leitlinie, (01.09.2019)<https://www.awmf.org/uploads/tx_szleitlinien/020015l_S2k_Prolongiertes_Weaning_2019_09_1.pdf> [Zugriff 2021-06-16]

Sozialgesetzbuch SGB V (2021): §140a SGB V Besondere Versorgung, (12.05.2021) <https://www.sozialgesetzbuch-sgb.de/sgbv/140a.html> [Zugriff 2021-04-09]

Sozialgesetzbuch SGB V (2021): §119b SGB V Ambulante Behandlung in stationären

Pflegeeinrichtungen, (12.05.2021) <https://www.sozialgesetzbuch-sgb.de/sgbv/119b.html> [Zugriff 2021-04-09]

Sozialgesetzbuch SGB VIII (2021): §35a Eingliederungshilfe für Kinder und Jugendliche mit seelischer Behinderung oder drohender seelischer Behinderung, (12.05.2021) <https://dejure.org/gesetze/SGB_VIII/35a.html> [Zugriff 2021-04-09]

Sozialgesetzbuch SGB IX (2021): §117 SGB IX Gesamtplanverfahren, (04.05.2021) <https://www.sozialgesetzbuch-sgb.de/sgbix/117.html> [Zugriff 2021-04-09]

Sozialgesetzbuch SGB XI (2021): §1 SGB XI Soziale Pflegeversicherung, (28.03.2021) <https://www.sozialgesetzbuch-sgb.de/sgbxi/1.html> [Zugriff 2021-04-09]

WHO (2020): Verfassung der Weltgesundheitsorganisation, (06.07.2020) <https://t1p.de/7uvn> [Zugriff 2021-03-01]

BEI GRIN MACHT SICH IHR WISSEN BEZAHLT

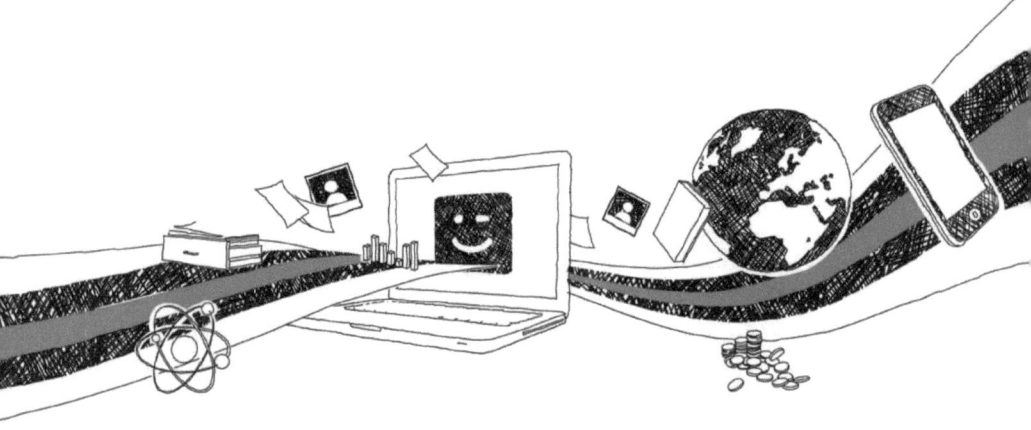

- Wir veröffentlichen Ihre Hausarbeit,
  Bachelor- und Masterarbeit

- Ihr eigenes eBook und Buch -
  weltweit in allen wichtigen Shops

- Verdienen Sie an jedem Verkauf

Jetzt bei www.GRIN.com hochladen und kostenlos publizieren

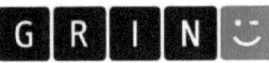